AUTO-IMMUUN HEPATITISZIEKTE

Een chronische leveraandoening begrijpen, behandelen en beheren

DR. MATAMI JAMES

INHOUD

Auto-immuunziekte van hepatitis

HOOFDSTUK 1

Inleiding tot de auto-immuunziekte Hepatitis

Auto-immuunhepatitisziekte is een chronische en progressieve leverziekte die miljoenen mensen wereldwijd treft. In dit hoofdstuk zullen we de definitie, historische achtergrond en omvang van deze ziekte onderzoeken.

1.1 Definitie en uitleg van auto-immuunhepatitisziekte

Auto-immuunhepatitisziekte is een aandoening waarbij het immuunsysteem van het lichaam de levercellen aanvalt, wat leidt tot ontstekingen en schade. De ziekte kan op elke leeftijd voorkomen, maar komt vaker voor bij vrouwen dan bij mannen. Er zijn twee soorten auto-immuunhepatitisziekte – type 1 en type 2 – die worden geclassificeerd op basis van de aanwezigheid van bepaalde auto-antilichamen in het bloed.

De exacte oorzaak van auto-immuunhepatitisziekte is onbekend, maar er wordt aangenomen dat genetische en omgevingsfactoren een rol spelen.

Veel voorkomende risicofactoren zijn onder meer een familiegeschiedenis van de ziekte, blootstelling aan bepaalde medicijnen of toxines, virale infecties en auto-immuunziekten.

Symptomen van auto-immuunhepatitisziekte kunnen mild of ernstig zijn en kunnen bestaan uit vermoeidheid, buikpijn, geelzucht en verlies van eetlust. De ziekte kan ook leiden tot complicaties zoals cirrose, leverfalen en leverkanker.

1.2 Historische achtergrond en ontdekking

Het eerste geval van auto-immuunhepatitisziekte werd in 1950 gemeld door een arts genaamd Waldenström, die een groep patiënten beschreef met chronische leverontsteking en auto-antilichamen in hun bloed. Door de jaren heen hebben onderzoekers aanzienlijke vooruitgang geboekt in het begrijpen van de pathofysiologie, diagnose en behandeling van de ziekte.

In de jaren zestig identificeerden onderzoekers een specifiek type auto-antilichaam, antinucleair antilichaam (ANA) genaamd, dat aanwezig is bij veel patiënten met auto-immuunhepatitisziekte. In de jaren zeventig werd een diagnostisch scoresysteem ontwikkeld waarmee artsen de ernst van de ziekte konden beoordelen en de reactie van patiënten op de behandeling konden volgen.

De afgelopen jaren hebben ontwikkelingen op het gebied van genetische tests en immunologie geleid tot een beter begrip van de onderliggende mechanismen van auto-immuunhepatitisziekte. Er valt echter nog veel te leren over de complexe pathofysiologie van de ziekte en de optimale behandelingsstrategieën.

1.3 Omvang en betekenis van de ziekte

Auto-immuunhepatitisziekte is een aanzienlijk probleem voor de volksgezondheid, waarbij naar schatting 2 tot 3 miljoen mensen wereldwijd getroffen worden. De ziekte kan aanzienlijke morbiditeit en mortaliteit veroorzaken, en vroege diagnose en behandeling zijn van cruciaal belang voor het verbeteren van de resultaten voor patiënten.

Ondanks de beschikbaarheid van effectieve behandelingen blijven veel patiënten met auto-immuunhepatitisziekte chronische leverontsteking ervaren en progressie naar cirrose, leverfalen en leverkanker.

Er is behoefte aan verder onderzoek om ons begrip van de pathofysiologie van de ziekte te verbeteren, nieuwe therapeutische doelen te identificeren en effectievere behandelstrategieën te ontwikkelen.

HOOFDSTUK 2

Oorzaken en risicofactoren van auto-immuunziekte van hepatitis

Auto-immuunhepatitisziekte is een complexe aandoening met meerdere onderliggende oorzaken en risicofactoren. In dit hoofdstuk zullen we de verschillende factoren onderzoeken die bijdragen aan de ontwikkeling en progressie van deze ziekte.

2.1 Genetica en familiegeschiedenis

Genetica speelt een belangrijke rol bij auto-immuunhepatitisziekte en er bestaat een sterk verband tussen de ziekte en bepaalde genen voor menselijk leukocytantigeen (HLA). Studies hebben aangetoond dat personen met specifieke HLA-allelen, zoals HLA-DR3, HLA-DR4 en HLA-DRB1, een verhoogd risico lopen op het ontwikkelen van auto-immuunhepatitisziekte.

Familiegeschiedenis is een andere belangrijke risicofactor, omdat de ziekte vaker voorkomt bij personen met familieleden bij wie auto-immuunziekten of leveraandoeningen zijn vastgesteld.

2.2 Omgevingsfactoren

Omgevingsfactoren, zoals blootstelling aan bepaalde medicijnen en toxines, kunnen bij genetisch gevoelige personen auto-immuunhepatitis veroorzaken. Medicijnen zoals nitrofurantoïne, minocycline en methyldopa zijn betrokken bij de ontwikkeling van auto-immuunhepatitisziekte.

Andere omgevingsfactoren die kunnen bijdragen aan de ziekte zijn onder meer blootstelling aan virussen, bacteriën en andere infectieuze agentia. In het bijzonder is infectie met het hepatitis C-virus (HCV) in verband gebracht met de ontwikkeling van auto-immuunhepatitisziekte.

2.3 Infecties en triggers

Infecties kunnen auto-immuunhepatitis veroorzaken bij daarvoor gevoelige personen, vooral bij degenen die een genetische aanleg voor de ziekte hebben. Virale infecties zoals hepatitis A, B en C, evenals het cytomegalovirus (CMV) en het Epstein-Barr-virus (EBV), zijn in verband gebracht met de ontwikkeling van auto-immuunhepatitisziekte.

Andere triggers die de ziekte kunnen verergeren zijn onder meer alcohol, zwaarlijvigheid en bepaalde auto-immuunziekten zoals reumatoïde artritis, lupus en thyreoïditis.

Andere risicofactoren die kunnen bijdragen aan de ontwikkeling van auto-immuunhepatitisziekte zijn geslacht, leeftijd en ras. Vrouwen hebben een grotere kans om de ziekte te ontwikkelen dan mannen, en de ziekte wordt meestal gediagnosticeerd bij personen tussen de 15 en 40 jaar. Bepaalde etnische groepen, zoals Iberiërs en Kaukasiërs, lopen ook een verhoogd risico om de ziekte te ontwikkelen.

Andere factoren die een rol kunnen spelen bij de ontwikkeling van auto-immuunhepatitisziekte zijn onder meer onevenwichtigheden in het darmmicrobioom, stress en hormonale veranderingen.

Concluderend kan worden gesteld dat auto-immuunhepatitisziekte een multifactoriële aandoening is met meerdere onderliggende oorzaken en risicofactoren. Een beter begrip van deze factoren is cruciaal voor de ontwikkeling van effectieve preventie- en behandelingsstrategieën.

HOOFDSTUK 3

Symptomen en diagnose van auto-immuunziekte van hepatitis

Auto-immuunhepatitisziekte is een chronische leveraandoening die moeilijk te diagnosticeren kan zijn vanwege de gevarieerde en niet-specifieke symptomen. In dit hoofdstuk onderzoeken we de verschillende soorten auto-immuunhepatitisziekte, de veel voorkomende symptomen en tekenen, en de diagnostische procedures die worden gebruikt om een diagnose te bevestigen.

3.1 Soorten auto-immuunhepatitisziekte

Er zijn twee hoofdtypen auto-immuunhepatitisziekte: type 1 en type 2. Type 1 is de meest voorkomende vorm van de ziekte en wordt gekenmerkt door de aanwezigheid van antilichamen tegen gladde spieren (SMA) en/of lever-niermicrosomen (LKM). . Type 2 komt minder vaak voor en wordt gekenmerkt door de aanwezigheid van antilichamen tegen lever-niermicrosomen type 1 (LKM-1) en/of levercytosol type 1 (LC-1).

3.2 Symptomen en tekenen

De symptomen van auto-immuunhepatitisziekte kunnen sterk variëren en sommige patiënten kunnen gedurende een lange periode asymptomatisch zijn. Veel voorkomende symptomen en verschijnselen zijn onder meer:

- Vermoeidheid

- Abdominaal ongemak of pijn

- Geelzucht

- Jeuk

- Misselijkheid en overgeven

- Verlies van eetlust

- Gewrichtspijn of zwelling

- Spinangiomen (kleine, rode, spinachtige bloedvaten op de huid)

In sommige gevallen kan de auto-immuunhepatitisziekte gepaard gaan met acute symptomen, zoals koorts, buikpijn en een vergrote lever. Dit staat bekend als acute auto-immuunhepatitis en kan zich snel ontwikkelen tot leverfalen als het niet wordt behandeld.

3.3 Laboratoriumtests en beeldvormende onderzoeken

Laboratoriumtests en beeldvormende onderzoeken zijn essentieel voor de diagnose van auto-immuunhepatitisziekte. Bloedonderzoek kan de aanwezigheid van auto-antilichamen, verhoogde leverenzymen en tekenen van leverontsteking detecteren. Beeldvormende onderzoeken, zoals echografie, CT-scan of MRI, kunnen ook helpen leverschade te identificeren en andere leverziekten uit te sluiten.

3.4 Diagnostische criteria en procedures

De diagnose van auto-immuunhepatitisziekte is gebaseerd op een combinatie van klinische bevindingen, laboratoriumresultaten en beeldvormende onderzoeken. De diagnostische criteria voor auto-immuunhepatitisziekte omvatten de aanwezigheid van auto-antilichamen, verhoogde leverenzymen en tekenen van leverontsteking bij leverbiopsie.

Leverbiopsie is de gouden standaard voor het diagnosticeren van auto-immuunhepatitisziekte, omdat het een gedetailleerde beoordeling kan opleveren van de mate van leverschade en de aanwezigheid van ontstekingen en fibrose.

Concluderend kan de diagnose van auto-immuunhepatitisziekte een uitdaging zijn vanwege de gevarieerde en niet-specifieke symptomen. Een grondige evaluatie, inclusief laboratoriumtests, beeldvormende onderzoeken en leverbiopsie, is noodzakelijk voor een nauwkeurige diagnose. Vroegtijdige detectie en behandeling zijn van cruciaal belang om de progressie van de ziekte te voorkomen en het risico op complicaties te minimaliseren.

HOOFDSTUK 4

Behandeling en beheer van auto-immuunziekte van hepatitis

Auto-immuunhepatitisziekte is een chronische auto-immuunziekte die langdurige behandeling vereist om complicaties te voorkomen en de leverfunctie te behouden. In dit hoofdstuk bespreken we de verschillende behandelingsopties die beschikbaar zijn voor auto-immuunhepatitisziekte, waaronder medicijnen, veranderingen in levensstijl, operaties en alternatieve therapieën.

4.1 Medicijnen en medicijnen die voor de behandeling worden gebruikt

De steunpilaar van de behandeling van auto-immuunhepatitisziekte is medicatie om het immuunsysteem te onderdrukken en leverontsteking te verminderen. De meest gebruikte medicijnen voor auto-immuunhepatitisziekte zijn:

- Corticosteroïden: Deze medicijnen, zoals prednison en budesonide, worden gebruikt om ontstekingen te verminderen en het immuunsysteem te onderdrukken.

- Azathioprine: Dit immunosuppressieve medicijn wordt vaak gebruikt in combinatie met corticosteroïden om de remissie te behouden en het risico op terugval te verminderen.

- Mycofenolaatmofetil: Dit medicijn is een alternatief voor azathioprine en wordt gebruikt voor patiënten die azathioprine niet verdragen of er niet op reageren.

Het doel van medicamenteuze therapie is om remissie te induceren en deze op de lange termijn te behouden. Patiënten moeten nauwlettend worden gecontroleerd op bijwerkingen en het kan nodig zijn dat hun medicatieregime in de loop van de tijd wordt aangepast.

Naast medicatietherapie kunnen veranderingen in het dieet en de levensstijl helpen bij het beheersen van de auto-immuunhepatitisziekte. Patiënten wordt geadviseerd alcohol te vermijden en een gezond gewicht te behouden door middel van een uitgebalanceerd dieet en regelmatige lichaamsbeweging. In sommige gevallen kan een zoutarm dieet worden aanbevolen om vochtretentie en zwelling te verminderen.

Patiënten moeten ook stappen ondernemen om stress te verminderen en voldoende rust te krijgen, omdat stress en vermoeidheid auto-immuunsymptomen kunnen verergeren.

In ernstige gevallen van auto-immuunhepatitisziekte kunnen een operatie en levertransplantatie noodzakelijk zijn. Er kan een operatie worden uitgevoerd om een deel van de lever te verwijderen of om de druk op de lever te verlichten die wordt veroorzaakt door een vergrote milt. Levertransplantatie is een behandelingsoptie voor patiënten met een leverziekte in het eindstadium of voor patiënten die niet reageren op medische therapie.

4.4 Alternatieve en complementaire therapieën

Alternatieve en aanvullende therapieën, zoals kruidensupplementen, acupunctuur en yoga, kunnen ook worden gebruikt om de symptomen onder controle te houden en de kwaliteit van leven te verbeteren. Het is echter belangrijk om deze therapieën met een zorgverlener te bespreken en ze te gebruiken in combinatie met conventionele medische behandelingen.

Concluderend kan worden gesteld dat auto-immuunhepatitisziekte een chronische auto-immuunziekte is die een langdurige behandeling vereist. Medicatietherapie, aanpassingen van het dieet en de levensstijl, en een operatie of levertransplantatie kunnen worden gebruikt om de symptomen onder controle te houden en complicaties te voorkomen. Patiënten moeten nauw samenwerken met hun zorgverleners om een persoonlijk behandelplan te ontwikkelen en hun toestand in de loop van de tijd te monitoren.

HOOFDSTUK 5

Omgaan met auto-immuunziekte van hepatitis

Auto-immuunhepatitisziekte kan een aanzienlijke impact hebben op het emotionele en psychologische welzijn van een patiënt. In dit hoofdstuk bespreken we de emotionele en psychologische impact van de ziekte, de beschikbare steungroepen en hulpmiddelen, en coping-strategieën en tips om patiënten te helpen de uitdagingen van het leven met auto-immuunhepatitisziekte het hoofd te bieden.

5.1 Emotionele en psychologische impact van de ziekte

De diagnose van een chronische ziekte, zoals de auto-immuunhepatitisziekte, kan overweldigend zijn en een aanzienlijke impact hebben op het emotionele en psychologische welzijn van een patiënt. Patiënten kunnen een scala aan emoties ervaren, waaronder woede, angst, angst en depressie. Ze kunnen zich ook geïsoleerd of overweldigd voelen door de eisen die het omgaan met hun aandoening met zich meebrengt.

Het is belangrijk dat patiënten de emotionele en psychologische impact van de ziekte onderkennen en steun en middelen zoeken om hen te helpen ermee om te gaan.

5.2 Steungroepen en bronnen

Er zijn veel steungroepen en middelen beschikbaar om patiënten met auto-immuunhepatitisziekte te helpen de emotionele en psychologische impact van de ziekte te beheersen. Deze kunnen het volgende omvatten:

Steungroepen: Steungroepen kunnen patiënten een veilige en ondersteunende omgeving bieden om hun ervaringen te delen, contact te maken met anderen die soortgelijke aandoeningen hebben, en copingstrategieën en tips te leren.

Counseling en therapie: Counseling en therapie kunnen patiënten helpen de emotionele en psychologische impact van de ziekte te beheersen, copingstrategieën te leren en hun algehele kwaliteit van leven te verbeteren.

Online bronnen: Er zijn veel online bronnen beschikbaar voor patiënten met auto-immuunhepatitisziekte, waaronder educatief materiaal, forums en online steungroepen.

5.3 Copingstrategieën en tips

Naast het zoeken naar ondersteuning en middelen, zijn er veel coping-strategieën en tips die patiënten kunnen helpen de uitdagingen van het leven met auto-immuunhepatitisziekte het hoofd te bieden. Deze kunnen het volgende omvatten:

- Leren over de ziekte: Patiënten kunnen zichzelf versterken door zoveel mogelijk te leren over de ziekte, de symptomen ervan en de behandelingsopties.

- Een ondersteuningssysteem ontwikkelen: Patiënten kunnen contact opnemen met familie, vrienden en zorgverleners voor ondersteuning en hulp.

- Positief blijven: Positief blijven en focussen op de dingen die vreugde en geluk brengen, kan patiënten helpen de emotionele en psychologische gevolgen van de ziekte onder controle te houden.

- Omgaan met stress: Patiënten kunnen stress beheersen door middel van activiteiten zoals meditatie, diepe ademhaling of yoga.

- Een gezonde levensstijl handhaven: Patiënten kunnen een gezonde levensstijl handhaven door een uitgebalanceerd dieet te volgen, regelmatig aan lichaamsbeweging te doen en alcohol en tabak te vermijden.

Concluderend kan het leven met auto-immuunhepatitis een uitdaging zijn, maar er zijn veel hulpmiddelen en coping-strategieën beschikbaar om patiënten te helpen de emotionele en psychologische impact van de ziekte te beheersen. Door steun te zoeken, coping-strategieën te ontwikkelen en een gezonde levensstijl te handhaven, kunnen patiënten hun levenskwaliteit verbeteren en de uitdagingen van het leven met auto-immuunhepatitisziekte het hoofd

bieden.

HOOFDSTUK 6

Preventie en prognose

Auto-immuunhepatitisziekte is een chronische aandoening die voortdurend beheer en monitoring vereist. In dit hoofdstuk bespreken we preventiestrategieën en veranderingen in levensstijl, de prognose en langetermijnvooruitzichten voor patiënten met auto-immuunhepatitisziekte, en mogelijke complicaties en risico's.

6.1 Preventiestrategieën en veranderingen in levensstijl

Er is geen bekende manier om auto-immuunhepatitisziekte te voorkomen, maar er zijn enkele strategieën en veranderingen in levensstijl die patiënten kunnen toepassen om de ziekte te helpen beheersen en het risico op complicaties te verminderen. Deze kunnen het volgende omvatten:

- Een gezonde levensstijl handhaven: Patiënten moeten ernaar streven een gezonde levensstijl te behouden door een uitgebalanceerd dieet te volgen, regelmatig aan lichaamsbeweging te doen, alcohol en tabak te vermijden en voldoende rust en slaap te krijgen.

- Triggers vermijden: Patiënten moeten samenwerken met hun zorgverlener om triggers te identificeren en te vermijden die hun symptomen kunnen verergeren of opflakkeringen kunnen veroorzaken.

- Gevaccineerd worden: Patiënten moeten ervoor zorgen dat ze op de hoogte zijn van alle aanbevolen vaccins, inclusief vaccins voor hepatitis A en B.

- Beheer van andere gezondheidsproblemen: Patiënten met auto-immuunhepatitisziekte kunnen ook andere gezondheidsproblemen hebben die behandeling vereisen, zoals diabetes of hoge bloeddruk. Het is belangrijk dat patiënten samenwerken met hun zorgverlener om deze aandoeningen effectief te behandelen.

6.2 Prognose en langetermijnvooruitzichten

De prognose voor patiënten met auto-immuunhepatitisziekte varieert afhankelijk van de ernst van de ziekte en hoe snel deze wordt gediagnosticeerd en behandeld. Met de juiste behandeling en behandeling kunnen veel patiënten remissie bereiken en een relatief normaal leven leiden.

Sommige patiënten kunnen echter complicaties ervaren of een voortdurende behandeling nodig hebben om hun symptomen onder controle te houden.

In zeldzame gevallen kan de ziekte zich ontwikkelen tot cirrose of leverfalen, wat levensbedreigend kan zijn.

Het is belangrijk dat patiënten nauw samenwerken met hun zorgverlener om hun toestand te monitoren en hun behandelplan indien nodig aan te passen. Regelmatige controles en monitoring kunnen helpen eventuele complicaties vroegtijdig te identificeren en verdere schade aan de lever te voorkomen.

6.3 Complicaties en potentiële risico's

Complicaties van auto-immuunhepatitisziekte kunnen zijn:

- Cirrose: Na verloop van tijd kan de ontsteking veroorzaakt door de ziekte leiden tot littekenvorming in de lever, die zich kan ontwikkelen tot cirrose.

- Leverfalen: In ernstige gevallen kan auto-immuunhepatitisziekte leiden tot leverfalen, wat levensbedreigend kan zijn en mogelijk een levertransplantatie vereist.

- Verhoogd risico op leverkanker: Patiënten met cirrose of een langdurige auto-immuunhepatitisziekte kunnen een verhoogd risico hebben op het ontwikkelen van leverkanker.

Patiënten moeten nauw samenwerken met hun zorgverlener om hun toestand te controleren en eventuele complicaties of potentiële risico's te beheersen. Met de juiste behandeling en behandeling kunnen veel patiënten remissie bereiken en een gezond, productief leven leiden.

HOOFDSTUK 7

Conclusie en toekomstige richtingen

In dit laatste hoofdstuk zullen we de belangrijkste punten samenvatten die in dit boek worden besproken, waaronder de oorzaken, symptomen, diagnose, behandeling en behandeling van auto-immuunhepatitisziekte. We zullen ook opkomend onderzoek en toekomstige richtingen voor de behandeling en het beheer van deze aandoening bespreken, en enkele slotoverwegingen en aanbevelingen geven voor patiënten en zorgverleners.

7.1 Samenvatting van de inhoud van het boek en de belangrijkste punten

Auto-immuunhepatitisziekte is een chronische aandoening die kan leiden tot leverschade en andere complicaties als deze niet wordt behandeld. Het wordt veroorzaakt door een abnormale immuunreactie die zich richt op de levercellen, wat leidt tot ontstekingen en schade.

De symptomen van auto-immuunhepatitisziekte kunnen sterk variëren, maar kunnen vermoeidheid, buikpijn, geelzucht en andere symptomen omvatten. De diagnose omvat meestal een combinatie van bloedonderzoek, beeldvormende onderzoeken en leverbiopsie.

De behandeling omvat doorgaans medicijnen om het immuunsysteem te onderdrukken en ontstekingen te verminderen, evenals aanpassingen van de levensstijl om de gezondheid van de lever te ondersteunen. In ernstige gevallen kan een levertransplantatie noodzakelijk zijn.

De prognose voor patiënten met auto-immuunhepatitisziekte varieert, maar met de juiste behandeling en behandeling kunnen veel patiënten remissie bereiken en een gezond, productief leven leiden.

7.2 Opkomend onderzoek en toekomstige richtingen voor behandeling en management

Hoewel de huidige behandelingen voor auto-immuunhepatitisziekte voor veel patiënten effectief zijn, wordt er voortdurend onderzoek gedaan naar het ontwikkelen van nieuwe therapieën en het verbeteren van bestaande therapieën. Enkele gebieden van opkomend onderzoek zijn onder meer:

- Biomarkers voor diagnose en monitoring: Onderzoekers onderzoeken nieuwe biomarkers die kunnen helpen bij het nauwkeuriger en niet-invasief diagnosticeren en monitoren van auto-immuunhepatitisziekte.

- Nieuwe medicijnen en behandelmethoden: Onderzoekers onderzoeken nieuwe medicijnen en behandelmethoden die de resultaten voor patiënten met auto-immuunhepatitis kunnen verbeteren en het risico op complicaties kunnen verminderen.

- Precisiegeneeskunde: Onderzoekers onderzoeken het gebruik van precisiegeneeskundige benaderingen om behandelplannen op individuele patiënten af te stemmen op basis van hun genetische en andere kenmerken.

7.3 Slotgedachten en aanbevelingen

Auto-immuunhepatitisziekte is een ernstige aandoening die voortdurend beheer en monitoring vereist. Patiënten moeten nauw samenwerken met hun zorgverlener om een persoonlijk behandelplan te ontwikkelen dat voldoet aan hun individuele behoeften en doelen.

Aanpassingen in levensstijl, zoals het handhaven van een gezond dieet en regelmatige lichaamsbeweging, kunnen ook de gezondheid van de lever helpen ondersteunen en het algehele welzijn verbeteren.

Ten slotte is het belangrijk dat patiënten op de hoogte blijven van de nieuwste onderzoeks- en behandelingsopties voor auto-immuunhepatitisziekte, en samenwerken met hun zorgverlener om hun behandelplan indien nodig aan te passen. Met voortdurende zorg en management kunnen veel patiënten remissie bereiken en een gezond, productief leven leiden.